AF585760

DIALOGUE

ENTRE

UN MÉDECIN ET UN CONVALESCENT.

PRIX : 75 C.

Le produit de la vente sera versé au Bureau de Charité du 5me Arrondissement.

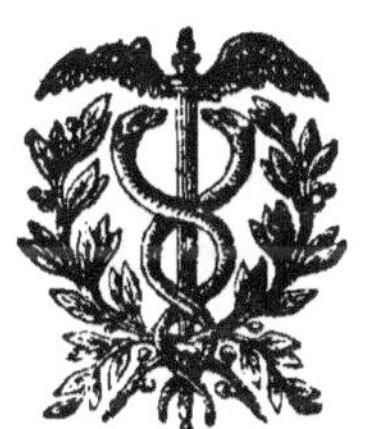

PARIS,

DE L'IMPRIMERIE DE DAVID,

RUE DU FAUBOURG POISSONNIÈRE, N° 1.

DÉCEMBRE 1824.

DIALOGUE

ENTRE

UN MÉDECIN ET UN CONVALESCENT.

Le Convalescent. Je vous salue bien sincèrement, Monsieur le médecin ; vous trouverez peut-être ma visite prématurée ; mais j'ai besoin de vous témoigner ma reconnaissance pour les soins que vous avez daigné me prodiguer depuis quelques années, et notamment pour ceux que j'ai reçus dans cette dernière maladie dont, grâce à vos excellens avis, je suis enfin débarrassé.

Le Médecin. Je me réjouis, Monsieur, de vous voir, et surtout en parfaite convalescence ; cependant je vous engage toujours à suivre mes conseils ; ils vous empêcheront de vous livrer aussi souvent aux plaisirs de la table ; ils vous feront faire un meilleur choix dans vos alimens ; en un mot, ils vous rappelleront sans cesse les règles de l'hygiène : c'est un moyen assuré de ne pas recevoir si souvent ma visite comme médecin.

Le Conval. J'ai quelques oublis à me reprocher à cet égard, mais ces petites erreurs ne troubleront pas désormais votre sommeil.

Le Méd. Je vous félicite, Monsieur, d'avoir pris

une résolution aussi sage; je désire qu'elle soit sans cesse présente à votre pensée.

Le Conval. Je vois que vous ne me comprenez pas; je n'ai point prétendu vous dire que j'ai résolu de m'abstenir de tels ou tels alimens qui flattent mon goût; je désirais vous faire entendre qu'à l'avenir, et avec regret, je ne réclamerai plus vos soins; un autre.....

Le Méd. Il m'eût été agréable de continuer à vous donner des avis, mais je ne puis forcer votre confiance, et.....

Le Conval. Vous n'avez pas perdu ma confiance; dans les cas difficiles, je vous prierai d'avoir la bonté de me voir; j'ai été séduit par les avantages que présente un abonnement; et, pour un prix très-modique, j'aurai un médecin à mes ordres.

Le Méd. Comment ! un médecin à vos ordres?

Le Conval. Oui, Monsieur; un médecin à mes ordres, toute l'année, et pour cinquante francs, ayant réduit mon loyer à mille; et même je puis exiger des consultations tant que bon me semblera, sans bourse délier.

Le Méd. Mon ami, vous êtes encore malade; c'est aujourd'hui votre première sortie, le grand air....; venez, je vais vous reconduire chez vous..

Le Conval. A vous entendre, on croirait que mon cerveau est dérangé; détrompez-vous, je vous prie; et sachez qu'un grand nombre de médecins et de chirurgiens se sont réunis en société;

et que, moyennant une rétribution relative aux loyers, ils donneront des soins médicaux, chirurgicaux, à leurs abonnés, et leur fourniront même les médicamens nécessaires.

Le Méd. Voilà que, de votre autorité privée, vous transformez les gens de l'art en marchands droguistes ; c'est pitoyable!

Le Conval. Jamais je ne vous ai vu tant d'impatience ; permettez que je m'explique.... Il paraît que, guidés par des vues très-philantropiques, messieurs vos confrères se sont décidés à former cette association ; ils ont voulu diminuer les charges du malheureux gisant sur un lit de douleur ; ils ont voulu qu'à son rétablissement, il n'ait pas la peine de se rendre auprès du médecin qui l'aura tiré d'un mauvais pas, pour lui témoigner sa gratitude des soins qu'il en aura reçus; ils ont voulu, enfin, qu'il n'ait point à s'inquiéter de ces petites notes d'apothicaire, *toujours fort lourdes, comme vous le savez*, et auxquelles ses co-abonnés ont satisfait d'avance ; en un mot, ils ont poussé la prévoyance aussi loin qu'il est possible; et l'on dit même qu'ils ont pris des arrangemens avec l'administration des pompes funèbres.

Le Méd. Si je vous connaissais moins.... si javais moins d'égards pour vous, je vous prierais...

Le Conval. Je vous parle de bonne foi, je suis fâché de vous déplaire, mais la chose est réelle : et je crois qu'une telle idée est digne du siècle éclairé dans lequel nous avons le bonheur de vivre : je voterais volontiers une récompense nationale à son auteur. Voyez les avantages qui vont en résulter pour un père de famille, dont le fils a la pierre, la fille un cancer au sein : l'opération sera peu couteuse ; la lythotomie, l'extirpation de la masse cancéreuse et même la résection des côtes : tout cela est compris dans l'abonnement.

Le Méd. Allons, allons ; je vois que vous voulez plaisanter, et je vais me prêter à cette plaisanterie. Supposant l'existence d'une telle association, je suis loin d'approuver qu'une récompense nationale dût être accordée à celui qui en aurait eu la première idée ; si un tel projet pouvait être enfanté, il ne prendrait naissance que dans le cerveau d'un de ces individus qui n'ont ni état ni talens réels, qui vivent je ne sais comment ; mais à coup sûr, une telle pensée ne naîtra point chez un médecin digne de l'être. Quoi ! vous pouvez supposer que des médecins veulent monopoliser l'exercice de la médecine, ravaler à ce point l'une des plus honorables professions !.....

Le Conval. Je ne suis pas de votre avis ; je me range du côté des médecins qui fondent cette association, que je regarde comme très-philantropique ; car s'il en était autrement, les premiers médecins et chirurgiens de la capitale n'en feraient pas partie, cependant on cite messieurs....

Le Méd. Arrêtez ; soyez bien persuadé que je ne souffrirai pas qu'en ma présence, vous vous permettiez de calomnier des hommes dignes de mon respect et de mon estime.

Le Conval. Ce que je vous dis n'est point une ; calomnie, je vous réitère que la chose est réelle, et je vais vous nommer....

Le Méd. Je vous en prie, ne nommez personne, mais apprenez sur qui vous voulez jeter du ridicule. A Paris, on nomme grands médecins, grands chirurgiens, MM. les professeurs de l'école, MM. les médecins des princes et des hôpitaux ; de vastes connaissances, un mérite supérieur ont conduit les uns à ces postes éminens ; les autres, avec des talens ordinaires, y sont parvenus à l'aide de ce qu'on nomme le savoir-faire ; mais tous sont également pénétrés de ces principes d'honneur, de délicatesse, et même d'une susceptibilité telle, qu'ils croiraient entacher leur nom, s'ils contribuaient, de quelque manière que ce fût, à une association qui encourrait le blâme général, parce qu'elle serait ridicule, peu conforme à nos usages et à la dignité du médecin.

Le Conval. Vous n'avez pas saisi ce que je vous ai dit : un notaire démissionnaire se trouve à la tête d'une espèce d'administration, composée d'individus étrangers à votre profession. Vos confrères ne sont là que pour donner des soins aux malades abonnés ; ils seront payés par l'administration. Vous voyez donc qu'ils ne traiteront pas directement avec le public.

Le Méd. De mieux en mieux ! c'est sublime !

Mais avant de voir comme vous, je serais bien aise de savoir si vous pensez que les malades puissent être mieux soignés qu'ils l'ont été jusqu'ici, si ce monopole ne portera pas un coup mortel à la considération du médecin, s'il n'influera pas sur les progrès de la science en éteignant l'émulation, s'il ne nuira pas à une infinité de médecins, de chirurgiens et de pharmaciens, et enfin si les pauvres y trouveront leur avantage.

Le Conval. Cette foule de questions ne se sont pas présentées à mon esprit; jusqu'ici je n'ai vu que le beau côté de cette association ; soyez assez bon pour répondre vous-même aux questions que vous venez de poser.

Le Méd. J'y consens. Je vais le faire le plus succintement posible : les malades seront-ils mieux soignés? Je ne le pense pas; il y aura beaucoup de retards à craindre ; des négligences peuvent avoir lieu ; le nombre des médecins étant limité, celui des abonnés ne l'étant pas, il y aura impossibilité de répondre à tous.

Le Conval. Vos objections sont faibles : on établira des relais dans chaque quartier, et même dans les maisons, pour arriver avec plus de facilité au quatrième et au cinquième étage.

Le Méd. Excellent expédient ! mais quelle confiance peut-on avoir en celui qu'on ne connaît pas? Peut-on s'abandonner à l'homme dont on ignore même jusqu'au nom? Osera-t-on se livrer à lui avec cet abandon souvent si nécessaire?

Osera-t-on confier, des secrets importans et d'où dépendent souvent le repos des familles, à l'homme dont on ne connaît ni la délicatesse ni la discrétion? Le médecin qui vous verra momentanément, s'attachera-t-il à vous ? deviendra-t-il votre ami ? vous donnera-t-il les consolations que l'on reçoit, avec tant de plaisir, d'un médecin qui vous prouve de l'affection, qui prend part à nos peines physiques et morales? Les médicamens prescrits seront-ils fournis et préparés avec soin, et tels qu'ils seront ordonnés?

Le Conval. Je vous arrête-là ; oui , sans doute, puisque les pharmaciens se chargent de les fournir, moyennant une certaine rétribution sur le prix de l'abonnement.

Le Méd. Très - bien, mais écoutez : un jour j'ordonnai une potion à un malade inscrit sur la liste des indigens de mon quartier; on porte l'ordonnance chez le pharmacien du bureau de charité; croyant qu'une seconde visite serait utile à ce malheureux, je me rendis de nouveau auprès de lui, je m'informai de l'effet produit par la potion prescrite à ma première visite, et je voulus voir ce qui en restait : cette potion ne m'ayant pas semblé ce qu'elle devait être, je voulus m'assurer si je ne me trompais pas, je renvoie chez le même pharmacien avec une formule semblable à celle du matin; j'eus soin de dire à la personne qui allait la chercher, qu'il fallait laisser apercevoir qu'elle avait de l'argent;

et à son retour, j'eus lieu d'être pleinement convaincu de l'infidélité du pharmacien. De ce fait, je ne veux pas conclure que tous les pharmaciens sont infidèles ; je connais la délicatesse de la plus grande partie d'entr'eux ; mais je dis qu'il faut rarement placer certains hommes entre leurs devoirs et leurs intérêts.

Le Conval. Vous pouvez avoir raison ; on ne me fournira pas les médicamens, je leur en fais présent. Voyons maintenant pourquoi vous pensez que cette association a pour but de monopoliser l'exercice de la médecine.

Le Méd. La chose est si simple, que vouloir la démontrer serait faire du tort à votre jugement; il suffit de vous l'annoncer.

Le Conval. La plus légère réflexion, en effet, suffit pour faire entrevoir cela; mais quelle influence défavorable un tel monopole peut-il exercer sur votre profession ?

Le Méd. Que penseriez-vous de l'ordre des avocats, si une partie de ces messieurs se réunissaient et formaient une société qui, moyennant *tant par tête*, se chargerait de défendre vos intérêts, votre honneur ou votre vie ?

Le Conval. Je ne vois pas le plus léger rapport entre ce que vous me dites et la question posée.

Le Méd. Je vous demande pardon: l'avocat, comme le médecin, exerce une profession libérale ; l'un monte dans un grenier pour porter à un malheureux les secours de son art bienfaisant, et souvent il lui ouvre sa bourse; l'autre réclame le denier de la veuve et de l'orphelin, consacre ses talens, son éloquence, à la défense d'un malheureux faussement accusé; et après avoir brisé ses fers, il lui prête d'autres secours sans consulter sa fortune, en n'écoutant seulement que son cœur.... Si ces deux professions sont également honorables, si leur but est le même, ce que l'on blâme dans l'une, on doit le blâmer dans l'autre.

Le Conval. Je ne vois pas comme vous, et...

Le Méd. Vous exigez de moi plus que je ne dois vous dire; et votre sourire est l'indice que la conviction est passée dans votre âme.

Le Conval. Non, je ne suis pas convaincu: il me semble seulement entrevoir que vous craignez que l'on ne regarde ces abonnemens comme ceux qui se font chaque jour avec les entrepreneurs des....

Le Méd. Obligez-moi de ne pas me forcer à entendre vos comparaisons peu flatteuses.

Le Conval. Je n'en ferai plus; cependant il en est encore d'autres...... Mais comment allez-vous me prouver que cette association nuira aux progrès de l'art, en éteignant l'émulation?

Le Méd. Le nombre des médecins et chirurgiens de votre association est limité; celui de vos abonnés peut s'accroître tous les jours, si, dans votre sens, le public entend ses intérêts. Le nombre des malades à visiter deviendra de plus en plus considérable; vos médecins seront harassés;

alors quel temps le professeur pourra-t-il donner à l'instruction? Le médecin de tel ou tel établissement, quel temps pourra-t il consacrer à son hôpital? lui sera-t-il permis de faire une seule autopsie ? aura-t-il le temps de faire, aux élèves qui suivront sa visite, l'histoire de la maladie contre laquelle il ordonne des moyens ? pourra-t-il faire entrevoir les rapports qui existent entre la maladie et la médication qu'il emploie? Si le malade succombe, n'ayant pu procéder à l'ouverture du cadavre, il ne pourra pas faire remarquer les rapports qui existent entre les altérations organiques et les phénomèmes observés pendant la vie. L'écrivain sera dans l'impossibilité de transmettre à ses contemporains et à la postérité les observations qu'il aura faites dans des cas difficiles ; le jeune médecin fermera ses livres ; qu'a-t-il besoin de méditer sur les maux qui affligent l'espèce humaine? il n'aura plus de malades à voir ; ses maîtres dont il est devenu le confrère, ont tout accaparé, avant votre association ; ils avaient déjà la plus riche clientelle, leur ambition devait être satisfaite, etc.

Maintenant voyez cet homme de quarante ans, ayant refusé de faire partie de votre association, ou n'y ayant pas été porté par l'agent principal ou par les principaux agens; voyez, dis-je, cet homme privé d'un état qu'il n'a souvent acquis qu'après vingt cinq ou trente années d'études pénibles, après avoir sacrifié sa fortune et souvent sa santé ;

voyez-le, et dites-moi ce qu'il va devenir. Voyez cet honnête pharmacien obligé de fermer son officine, parce qu'un voisin moins délicat a traité avec l'agent de votre société ; voyez ce malheureux privé des dons de la fortune succomber sans secours.

Le Conval. Vous exagérez toujours, sachez que MM. les curés, les commissaires de charité seront invités à désigner un certain nombre d'indigens qui recevront les secours gratuitement.

Le Méd. Très-bien; mais les familles infortunées qui n'auront pas eu le bonheur d'être désignées, qui les soignera?

Le Conval. A cet égard, vous devez vous en rapporter à l'humanité de vos confrères.

Le Méd. Fort bien; mais pourront-ils suffire à tant de besogne?

Le Conval. Et les relais?

Le Méd. La plaisanterie est bonne, et j'en reste là; mais je n'en conclus pas moins que, sous le triple rapport de la science, de la morale et de l'humanité, le gouvernement, loin de permettre une semblable association, doit s'y opposer.

Le Conval. Mon ami, je pense comme vous: ce que je viens de vous dire comme une chose faite, n'est qu'un projet que rejeteront à l'unanimité tous les médecins. J'ai voulu connaître votre opinion à cet égard ; votre pensée est conforme à la mienne; je verrais avec peine qu'une classe de citoyens si estimés, si utiles, songeât à une spéculation aussi mercantile. Votre profession est honorée; il serait douloureux de voir des gens qui y sont étrangers, lui faire perdre l'antique considération qu'elle a généralement obtenue. J'espère que le projet dont je viens de vous entretenir repassera la Tamise, et qu'il retournera tout honteux dans son pays natal.

Mon interlocuteur, après quelques instans de silence, a repris en ces termes :

Mon père était un médecin distingué dans l'une des principales villes du royaume; si je n'ai pas suivi la même carrière que lui, c'est qu'elle ne conduit ni aux honneurs ni à la fortune; c'est que, très-souvent, pour prix d'études prolongées, de veilles opiniâtres, de soins assidus et affectueux, de sacrifices en tous genres, on ne reçoit en échange qu'un sentiment d'ingratitude; j'ai vu avec quelle noblesse, avec quelle générosité, vous savez oublier l'injustice de vos cliens : c'est ce qui m'a attaché à votre corps. Je vous ai suivi, dans cette carrière, depuis votre entrée jusqu'à votre sortie; j'ai vu avec peine quelques médecins arrêtés, presque dans leur début, par des maladies chroniques; d'autres l'ont parcourue, honorés de l'estime publique, mais sans avoir joui de ce qu'on nomme les *plaisirs*, sorte de frivolités qui ne sont point créées pour celui dont le ministère exige de profondes méditations, une application constante.

Les premiers, après avoir, pour leur éducation, dépensé les économies de leur père, sont restés sans ressources; leur vie s'est écoulée dans le sein des plus vives douleurs. Les autres ont laissé des veuves et des orphelins, dans un état voisin de la misère. Pour obvier à des inconvéniens de cette nature, je verrais avec plaisir la création d'une caisse régie par une commission nommée par vous; cette caisse serait destinée à faire des pensions aux médecins infirmes, à leurs veuves, à leurs orphelins. Je vous parle de ce projet d'une manière très-superficielle; dans quelques jours, je vous le soumettrai avec plus de développement.

Avant de vous quitter, je vais encore vous entretenir d'une autre idée propre à conserver et même à augmenter la juste considération dont vous jouissez. Tous les hommes de bien, de toutes les classes, attendent avec empressement la création d'une chambre médico-chirurgicale, beaucoup plus utile que la création de l'académie, du sein de laquelle certaines manœuvres ont fait rejeter des hommes très-dignes d'y figurer, et qui ne peut remplir l'objet d'une chambre créée à l'instar de celle de MM. les avocats. Je m'étonne de ce que messieurs vos confrères, ceux qui se trouvent placés près de l'autorité, n'aient point encore employé leur crédit pour cela. Les avantages d'une chambre médico-chirurgicale seraient inappréciables; si elle eût existé, nous n'aurions pas vu assis sur les bancs de la police correctionnelle, un médecin à côté de la femme Boucher; si elle existait, elle réprimerait cet effréné charlatanisme, qui déshonore les hommes en même temps qu'il les tue ; par conséquent nous ne verrions pas un homme de l'art, prêter son nom à une fille qui, sous ses auspices, se dit *guérisscuse* de maladies des yeux ; nous ne verrions pas distribuer par tout des purgatifs drastiques pour des bols linitifs, des teintures fortement évacuantes, comme propres à tous les maux, comme une panacée universelle; nous ne verrions pas ces tableaux qui couvrent nos murs, appeler la confiance, malgré la nullité de ceux qui les font mettre; nous ne verrions pas, sur le tableau d'une sage-femme, ces mots madame N... sage-femme, prend des pensionnaires, *saigne, vaccine, donne des consultations*; nous ne verrions pas des herboristes, des pharmaciens eux-mêmes, s'ingérer dans les hautes fonctions du médecin ; l'un traite les maladies des enfans, médecine des plus difficiles et qui exige une rare sagacité ; l'autre veut guérir les affections syphilitiques, qu'il dénature et rend souvent incurables par un traitement mal ordonné. Je n'en finirais pas si je voulais énumérer tout le bien qu'elle ferait, tout le mal qu'elle pourrait éviter... Je vous laisse aller vaquer à vos occupations bienfaisantes, en faisant des vœux pour que le projet qui m'a conduit chez vous, soit repoussé par tous vos estimables confrères, et qu'ils goûtent les deux [illegible] dont je viens de vous entretenir.

FIN.

www.ingramcontent.com/pod-product-compliance
Lightning Source LLC
LaVergne TN
LVHW052029170826
845678LV00018B/1441

* 9 7 8 2 3 2 9 6 3 0 9 3 9 *